ママのおなかを えらんできたよ。

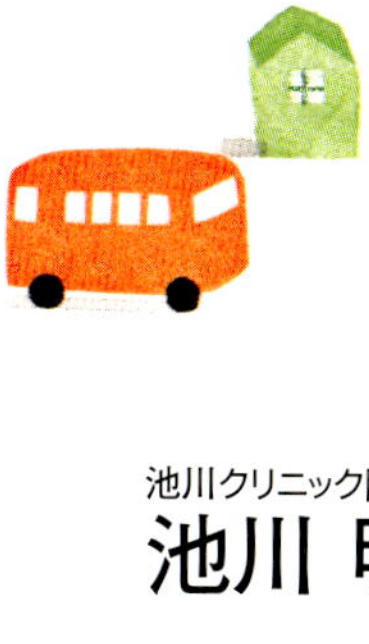

池川クリニック院長
池川 明　絵=高橋和枝

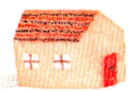

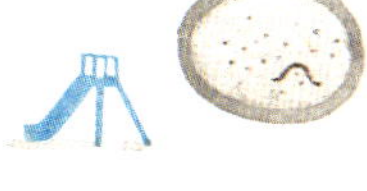

リヨン社

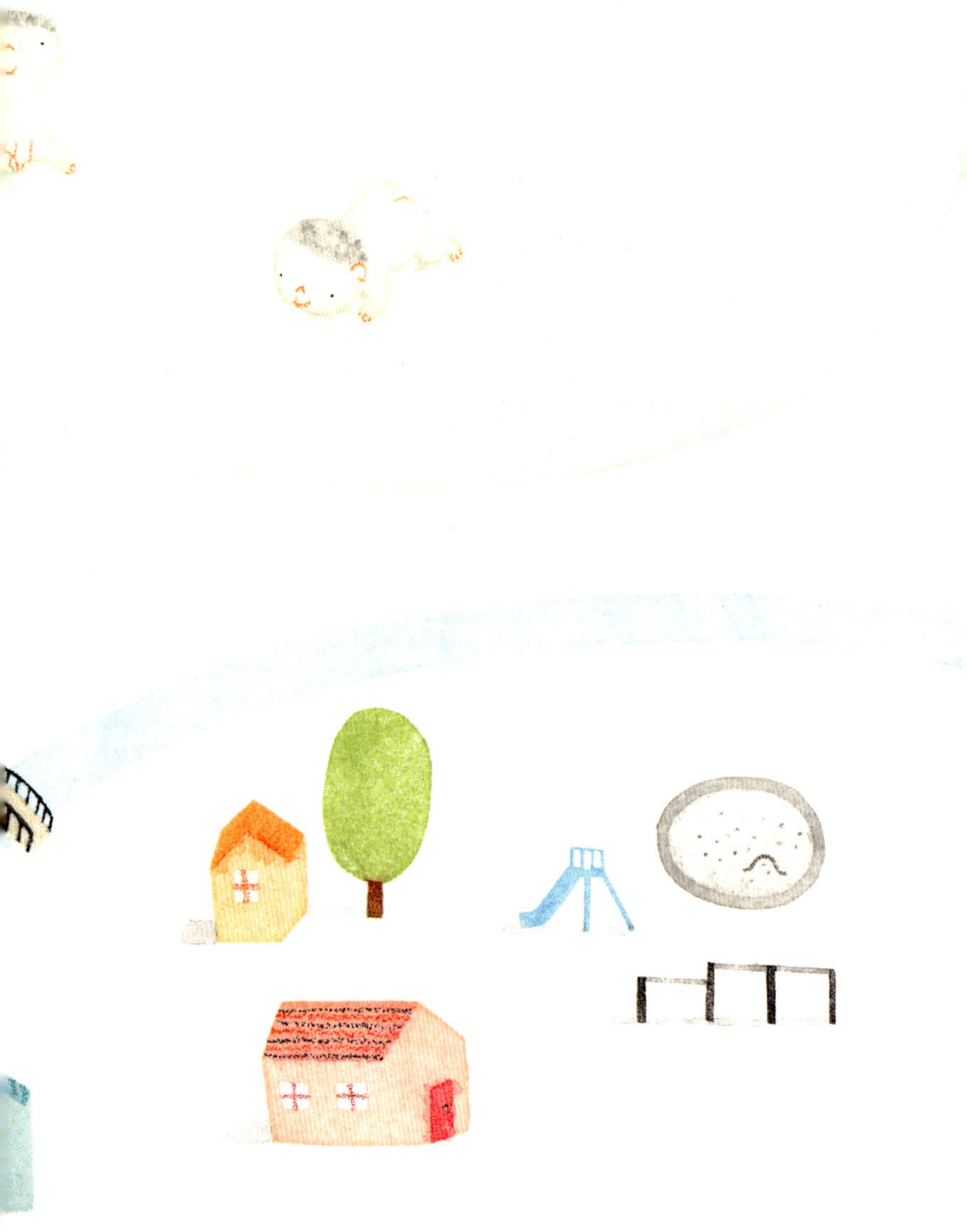

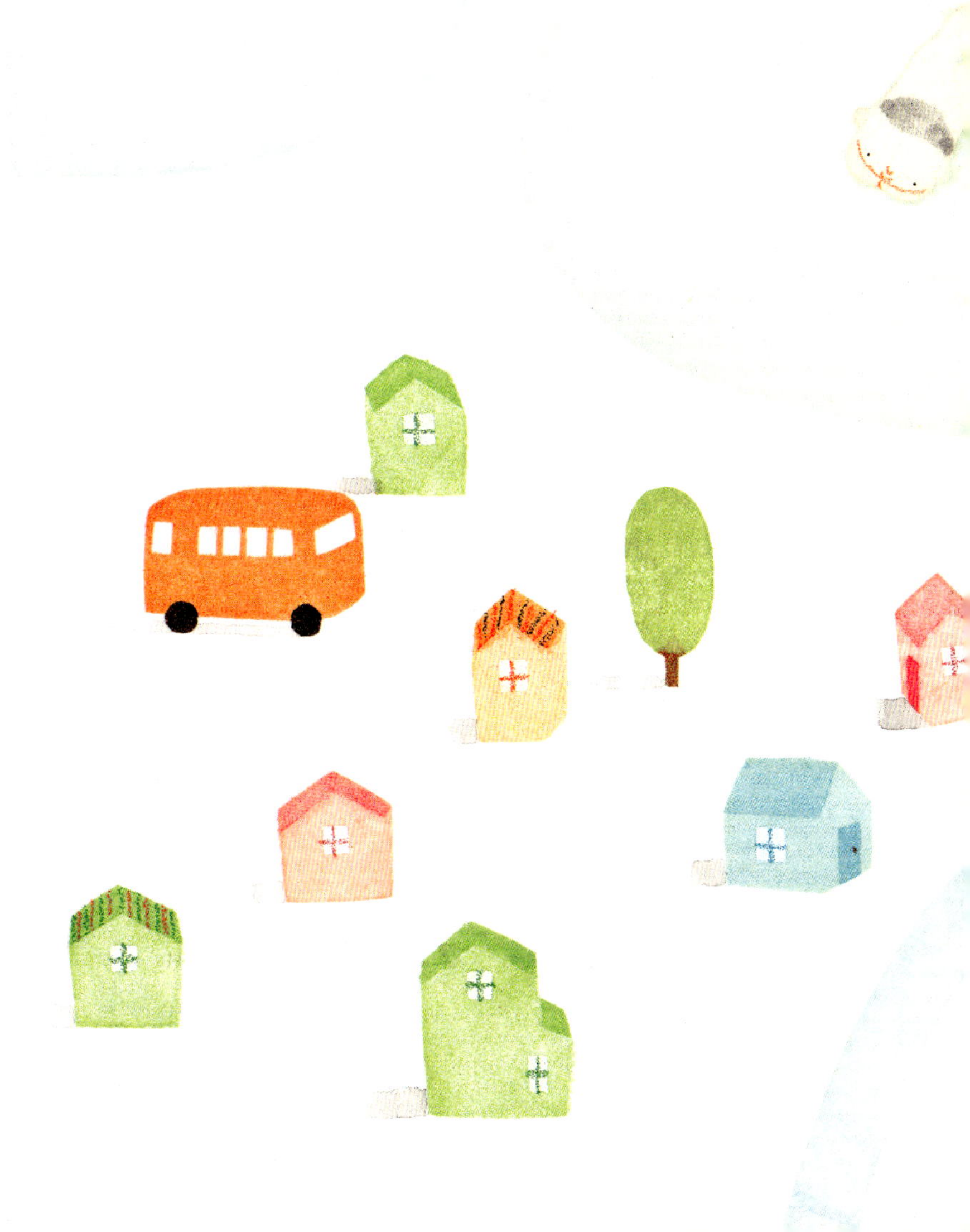

はじめに

ママのおなかにいたときのこと。
生まれてきたときのこと。
——子どもたちの胎内記憶・誕生記憶について
調べ始めて、4年がたちました。

「赤ちゃんはおなかの中にいるときから意識がある」
ということが具体的にわかれば、妊娠時からの
コミュニケーションに役立つのではと思ったのが事の始まりです。
そして、実際に79人の方にお聞きした内容をまとめたのが、
前著『おぼえているよ。ママのおなかにいたときのこと』でした。

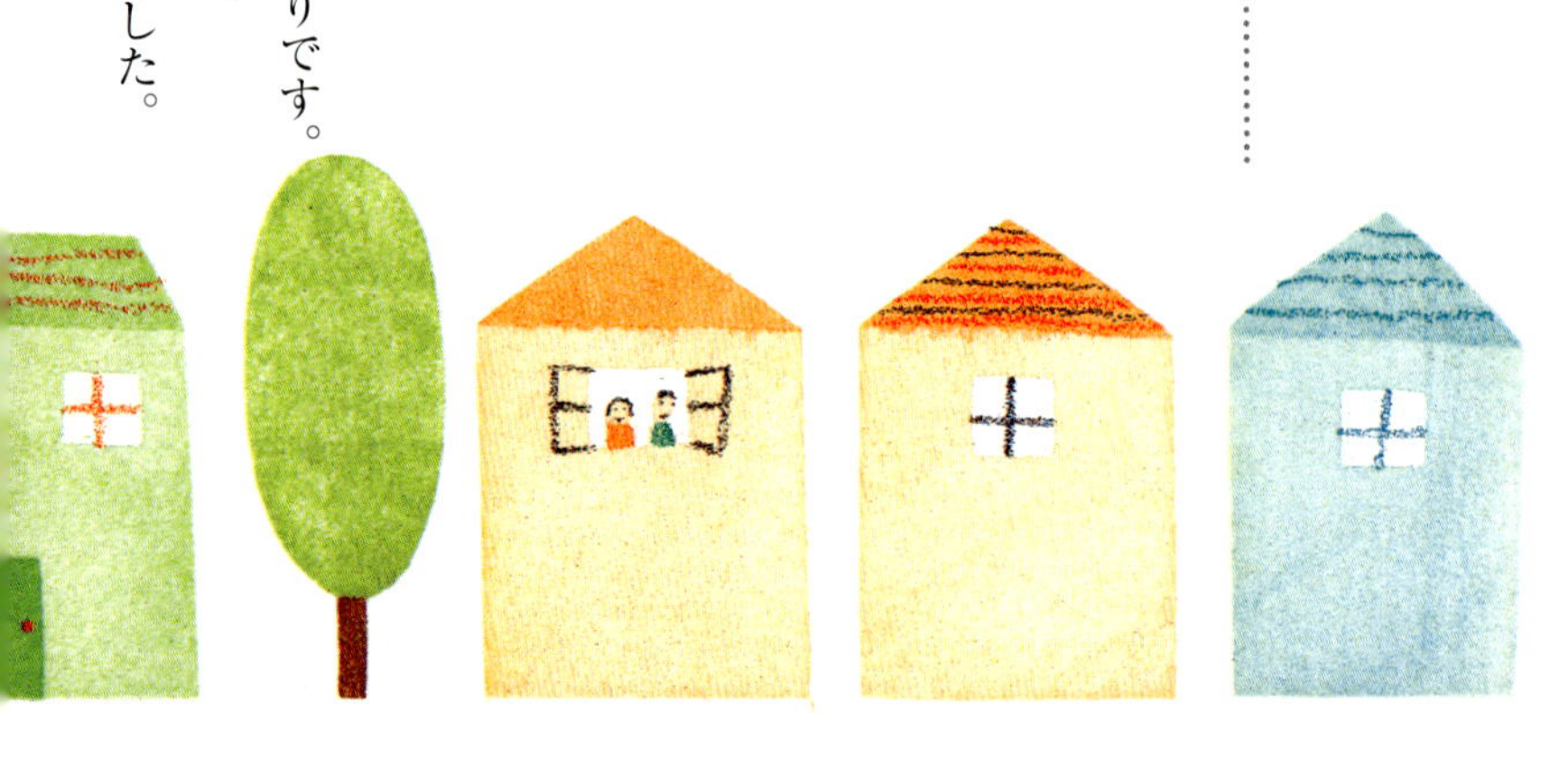

この本が出版されて以来、私のもとには
「子どもがこんなことを話しました」
「じつは、私にもこんな記憶があるのです」
などなど、子どもばかりか大人になった人たちからも
多くの胎内記憶・誕生記憶が寄せられるようになったのです。

その後、長野県の諏訪市や塩尻市の保育園のご協力で
計3500人以上の方へのアンケートも行いました。
すると、回答者の3割を超える子どもたちに胎内記憶が、
2割前後の子どもたちに誕生記憶があることがわかりました
（詳細は巻末）。

はじめのうち、私のもとに集まってきた記憶の言葉は、
「おなかの中はあたたかかった」「暗かった」
というようなものでした。

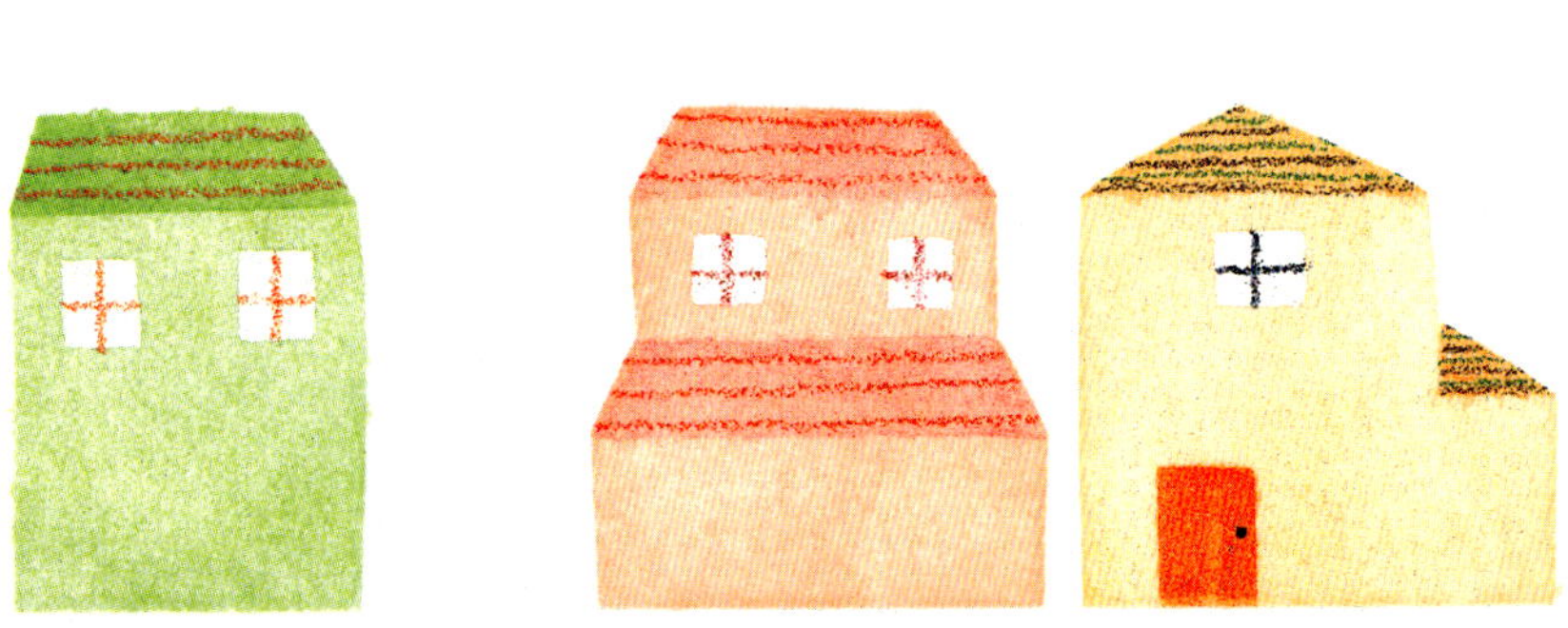

前著に掲載したのは、まさにこういう記憶の数々です。

でも、たくさんの声を集めているうちに
それだけにはとどまらず、
ママのおなかの中に入る前の記憶までもが
子どもたちによって、どんどん語られるようになってきたのです。

おなかに入る前はどんなところにいたか、
お母さん、お父さんをどんなふうに選んできたか、
きょうだいがいる子どもは
自分の次にこれから生まれてくる子のことまでも……。

子どもによって表現のしかたはいろいろですが、
それらには、ある共通したイメージがありました。
そこは、あたたかくて、ほんのり明るくて、

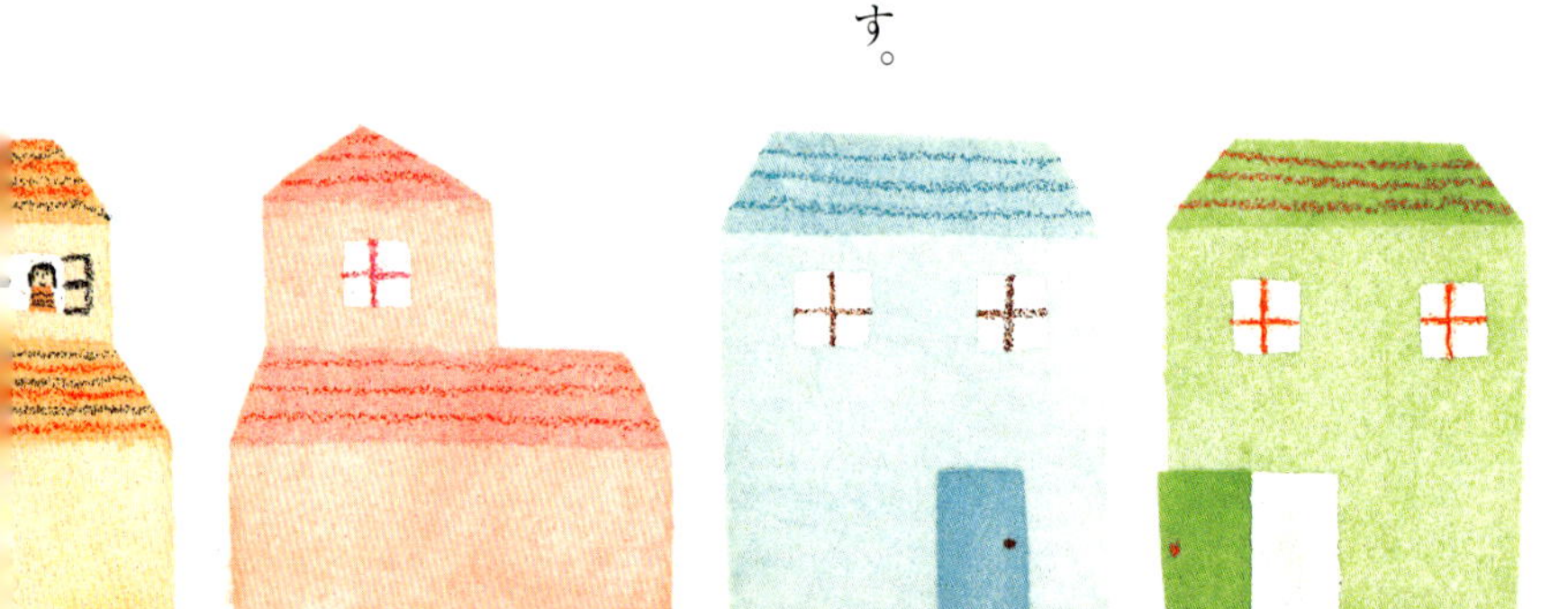

居心地のいい空間。
自分と同じような子どもたちが何人かいて、
大人も少し（またはひとり）いる。
そして、その時がくると、
自分の意志で、またある理由をもって
お母さん、お父さんを選んで生まれてくるのだ、と。

本書では、このような
「ママのおなかに入る前の記憶」を中心に掲載しました。
後半には、きょうだいの絆を感じさせる記憶や
大人の方が忘れずにもっている記憶も載せました。

信じる、信じないではなく、
「子どもたちはこんなことを考えているんだ」
ということが伝われば、とてもうれしく思います。

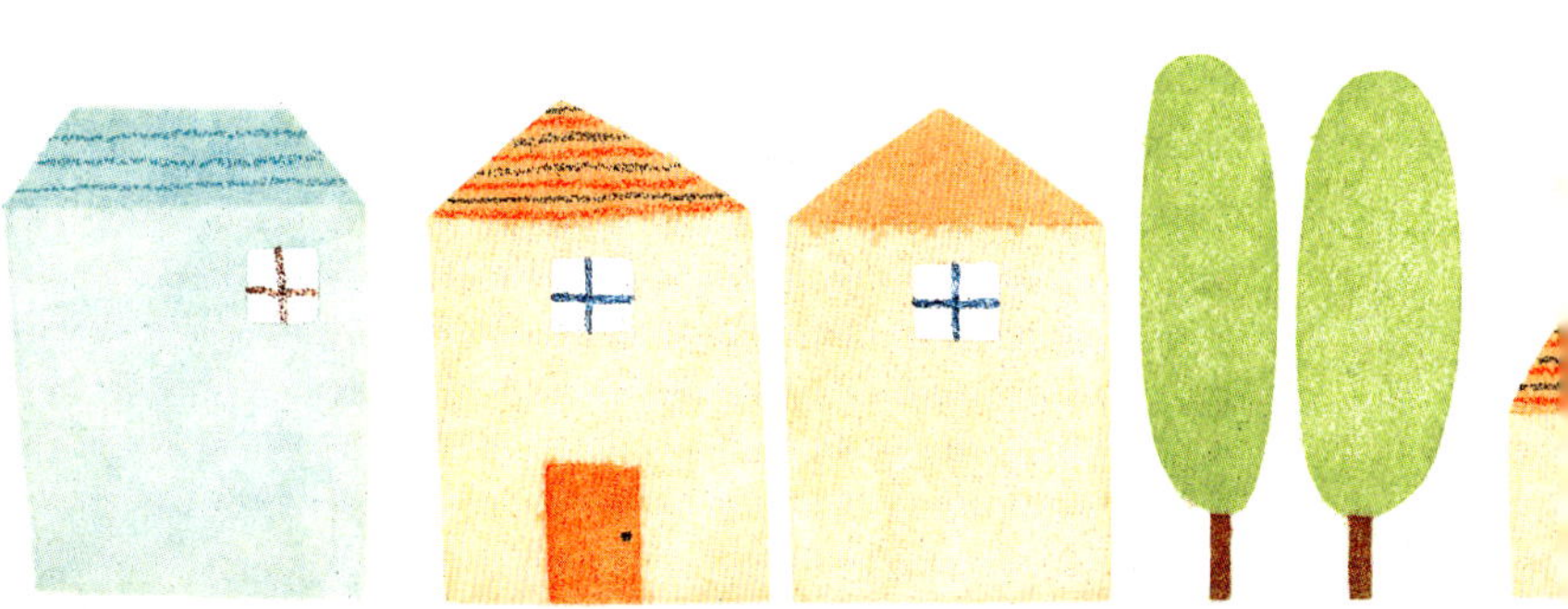

ブックデザイン
生沼伸子

ママのおなかを

えらんできたよ。

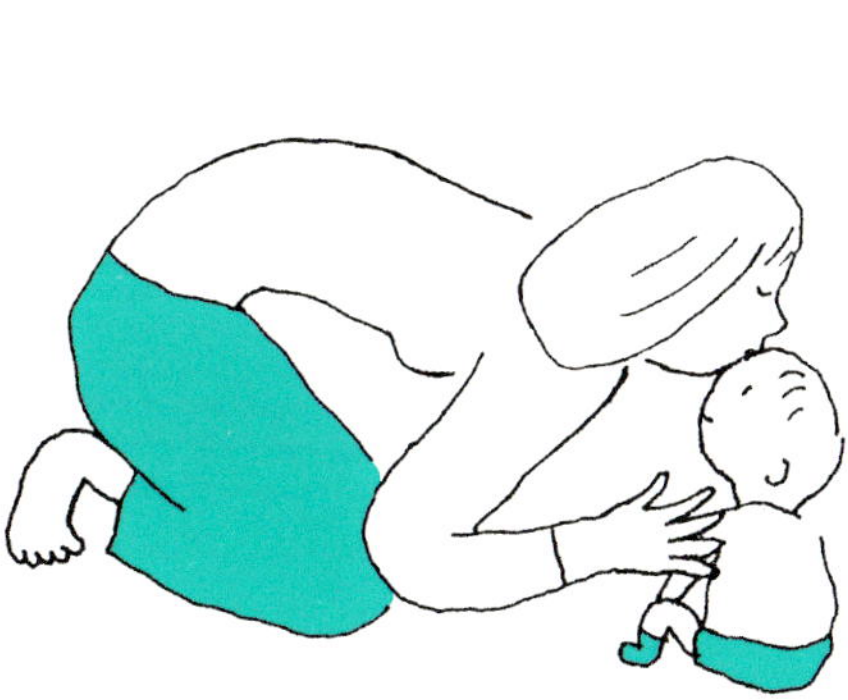

年齢は記憶を話した当時のものです。

おなかの中は暗くて、でもあったかくて、
泳いでたんだ。
早くママにあいたいと思ってた。

生まれたときはまぶしかった。
生まれる前に
「もう出てもいいよ」って
だれかに教えてもらうんだよ。
早くおかあさんにだっこしてほしかったのに、
ガラスに入ってたんだ。

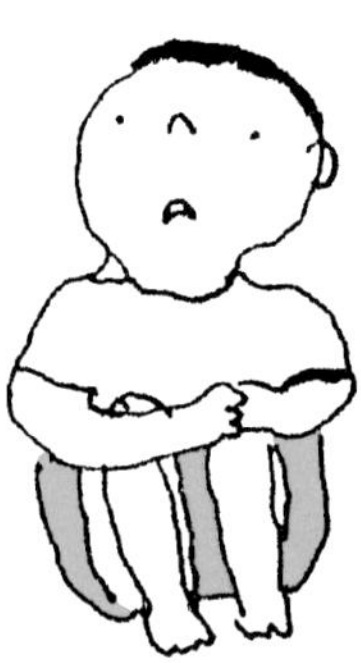

向こうの国では子どもがいっぱいいて、
上から見ていて、
あのママがかわいいとか、やさしいとか言ってるの。
ぼくは男3人で仲間になって
みんなでどのママのところに行こうかって考えて、
このママのところにきたんだよ。
やさしいママだから、えらんできたんだ。

いとうゆうやくん／2歳頃

おしゃべりが始まったころから4歳頃まで、自分からくり返し話してくれました。生まれたあと数時間ガラスケースに入っていたことは本人は知らないはずなので、びっくりしました。「男3人で…」の話は下の子が生まれる前から言っていて、本当に3人兄弟の母になりました。

ぼくね、光やったよ。
光のお友だちがたくさんいた。
ひいおじいちゃんとひいおばあちゃんがきてくれて、
中原のおうちはあそこじゃけん、て教えてくれた。
だからきたんだよ。

なかはらあさひくん／4歳10カ月頃

2人でお風呂に入っているとき、「ママのおなかの中、どんなだった?」と聞いてみると、すらすらと話してくれました。

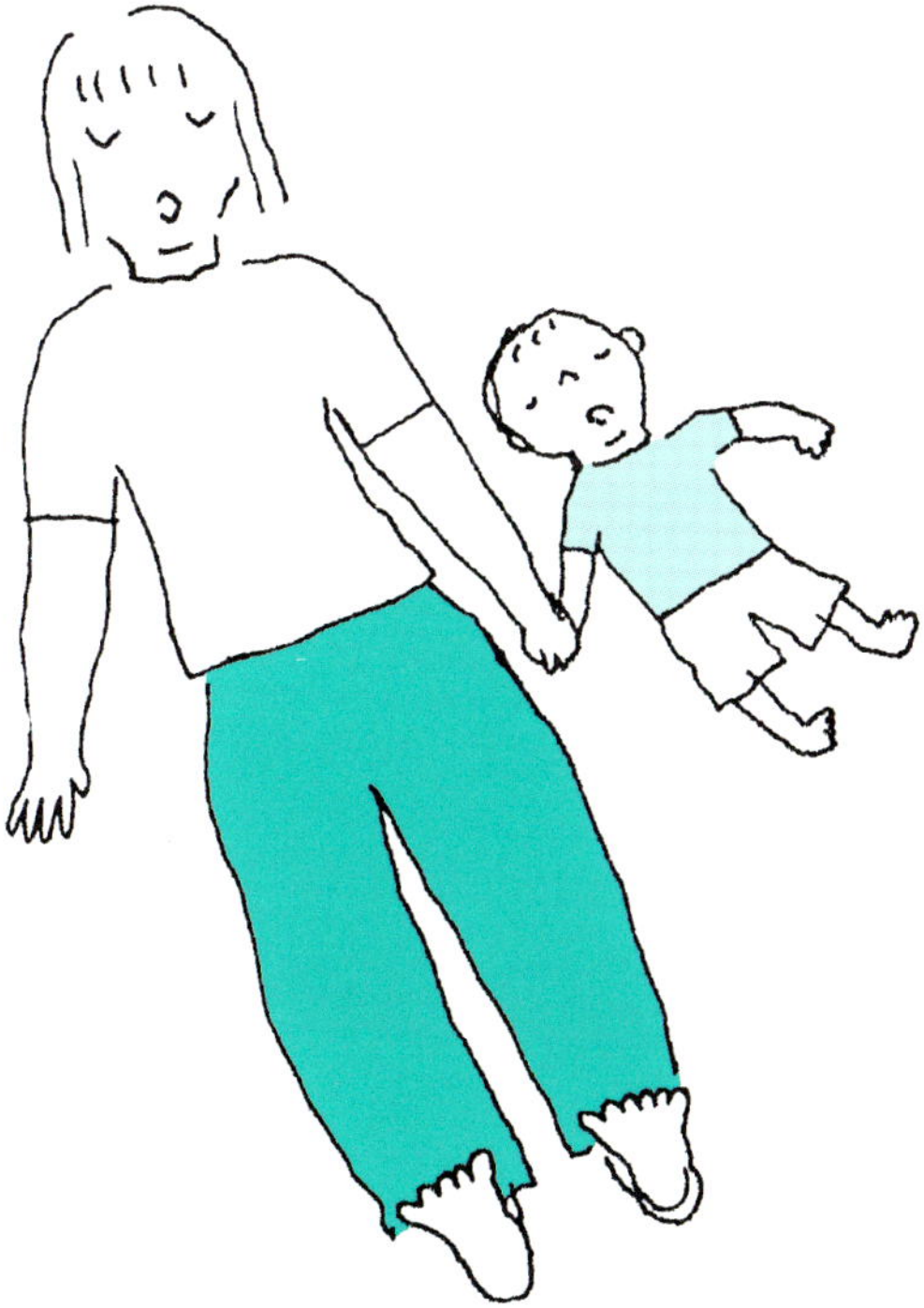

お空の上ではそら（弟）といっしょだった。
ボール遊びをしたんだ。
「先に行くね」って言ってきたの。

私は女優になりたかったからママをえらんだの。
お空からたくさんの階段が
いろんなお母さんにつながっていたけど、
ママがいちばんきれいだったから
ママなら女優にしてくれると思ったの。

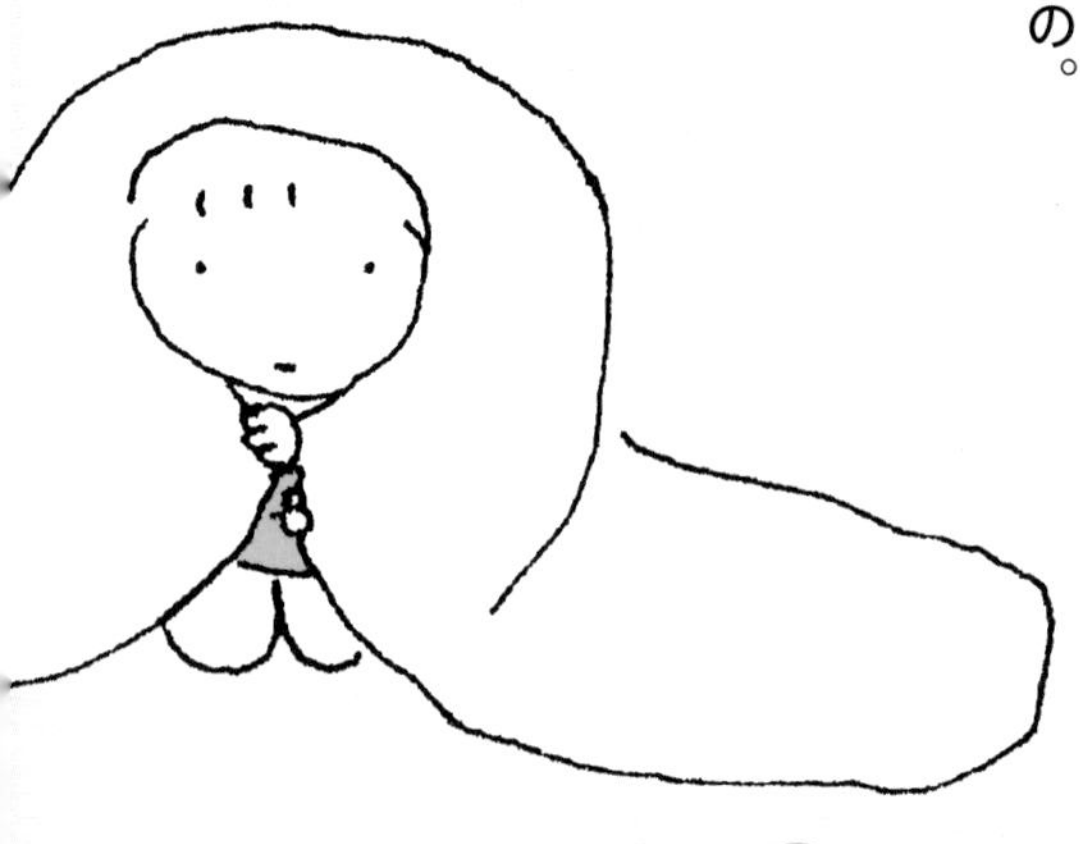

ママがこういうところでこんな服を着て、
しいたけに手をのばしたときに入ったんだよ。
ママのおなかに入ったとき、
長いひもがあって
自分のおなかにくっつけたの。
かんたんだよ。

たむらりなちゃん／5歳頃

この話を聞く前に、本人の希望で芸能プロダクションに所属しました。レッスンは厳しいもので、娘からこの話を聞かなければ途中でやめていたと思います。
この話を聞くまでは「私の子ども」という感じでしたが、この子は意志をもって私のところへ来たのだとわかり、ひとりの人間として尊重しなくてはと、子どもへの接し方がかわりました。

ぼくね、まほうの世界にいたことあるんだよ。
まほうの世界は明るくてあったかくて、きもちいいの。
空が夜になろうとすると、
まほうつかいが朝にしてくれるんだ。

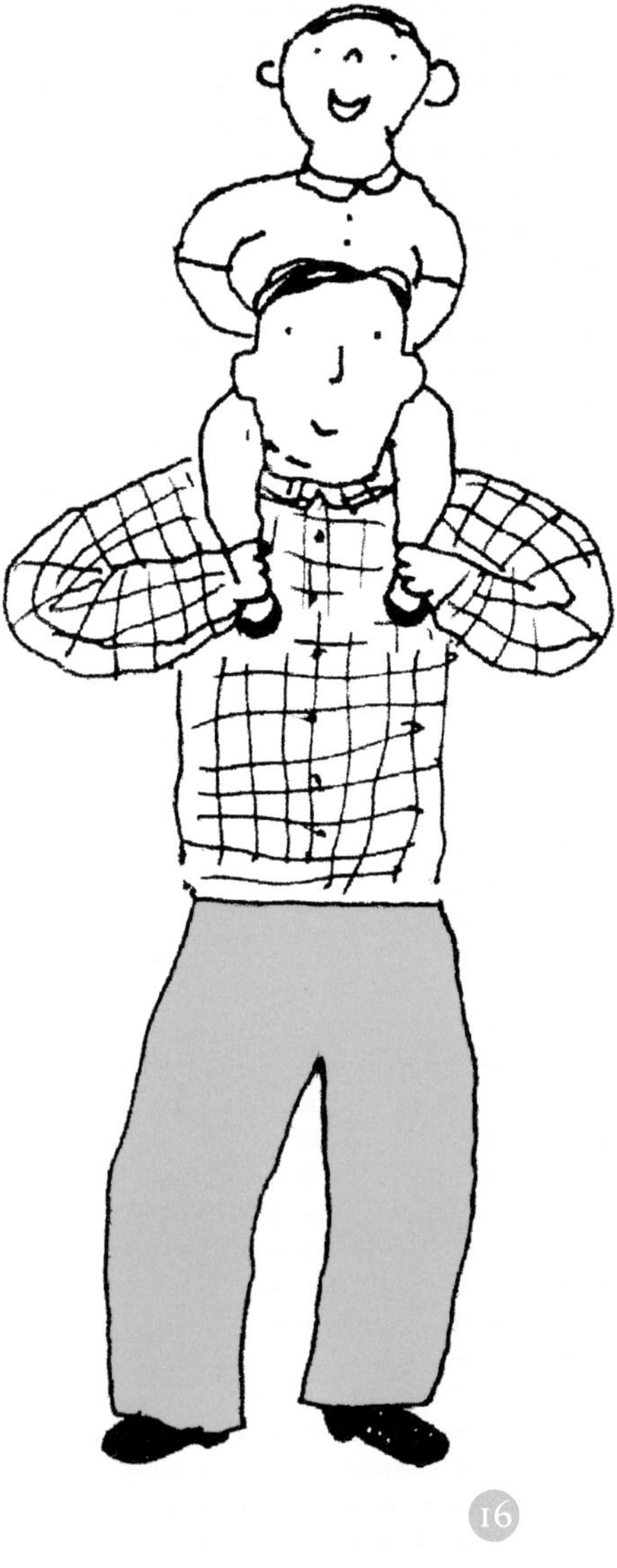

ひろーいプールみたいのがあって、
そこの水はあったかくて
とてもじょうずに泳げたよ。

「せっかいじゅう」というお店があって、
赤ちゃんがきたり、
またそこからまほうつかいに連れていってもらったりしてるの。

まほうの世界には、赤ちゃんがたくさんいる。
おとなも少しいるよ。
おとなはおしごとしなくていいんだよ。
赤ちゃんのようすを見てるんだよ。

（まほうの世界からどうやってパパとママのおうちに来たの？）

まほうつかいに連れられてきたの。
きらきらしてあったかい道を歩いて。
その道は分かれ道がなくてまっすぐで、
ずっと行くと
パパとママのおうちにつくんだ。
そのとき、となりの道を歩いてる女の子がいて
「じゃあね。またね！」って言ったの。
眠くなると、まほうつかいがだっこして飛んでくれた。
決められた道を決められた赤ちゃんが行くんだよ。
ぼくせんようの道なんだ。

（またまほうの世界に行ってみたいと思う？）

うん！
でもね、ぼくもう、まほうの世界には行けないんだ。
この年になったら、行けないいんだよ。

きくちつばさくん／4歳頃

ディズニーの絵本を見ていた息子が、魔法使いの絵をきっかけに、突然せきをきったように話し始めました。ふだんは現実にあること以外口にしない子なので、驚きました。今でもときどき、魔法の世界の話をしてくれます。

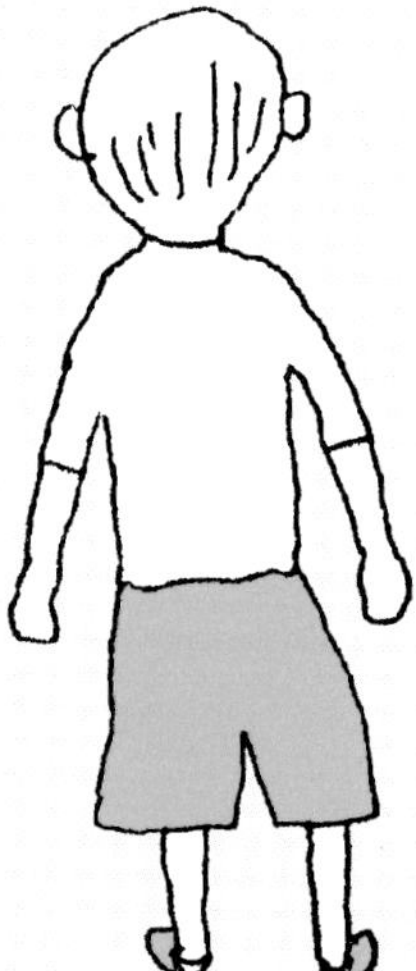

ぼくがおとうさんとおかあさんをえらんだ。
知らないおじさんと空中に浮いていたら
家の中から笑い声が聞こえてきて、
そのおじさんがこの家でいいかと聞いたので、
ぼくはいいですってこたえた。

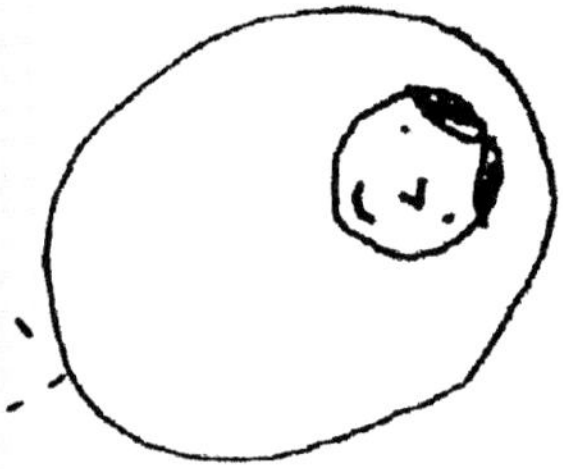

やまだやすおくん／3歳

現在20歳の次男が3歳頃に言った言葉です。とても不思議なうれしい感情がわき、私たち夫婦を選んでくれたことに感謝しました。

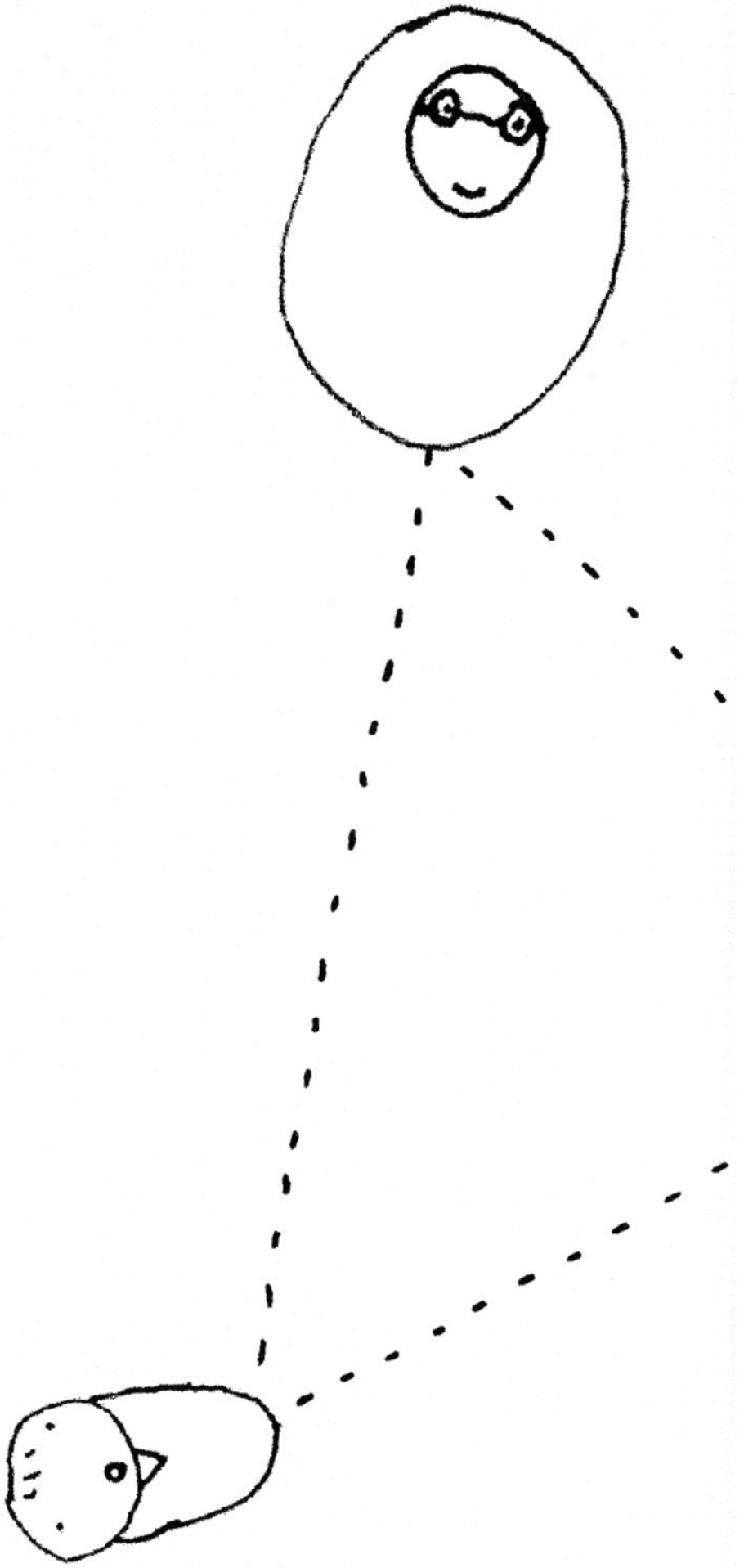

（くおんは、おかあさんのおなかに来る前はどこにおったん？）
雲の上におった。
向こうのほうは草っ原だった。
（おとなはおるん？）
おとなはおらん。
おとなみたいな人もいるけど、みんなちっさい。
みんなで雲をちぎって食べとった。
（くおんが、おかあさんとおとうさんを選んで来てくれたの？）
ううん、ちがうよ。
お店やさんみたいなとこにおじいさんがいて、
その人が決めてくれた。
（けいと（弟）もおった？）
うん。
おかあさんのおなかにくおんが先頭でピューンって入って、

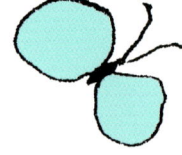

次にけいとが入った。
その次に入った子もいた。
（その子は男の子？　女の子？）
とっても元気な女の子。
その子はちがうおかあさんのところに行くんだったけど、
それがいやでぼくのあとについてきた。

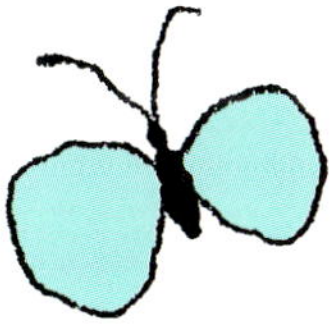

おかあさんとおとうさんの結婚式のとき、
手つないでるの見えた。
はくしゅがいっぱい聞こえた。
（おなかから外が見えたん？）
うん。おへそから見える。
ありとか見えた。
（今、おかあさんのおなかの中の赤ちゃんも見えとんのかなあ？）

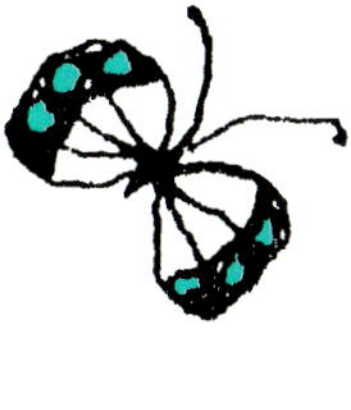

見えとるよ。
（くおんはおなかの赤ちゃんが見える？）
見えやん。
それはおなかの中の赤ちゃんだけがもっとる特別な力なんやで。
知らんのか？　かーか（おかあさん）。
外に出たらもうダメなんさ。

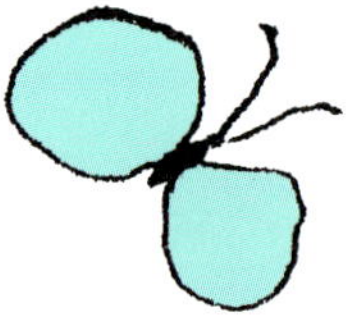

もりもとくおんくん／5歳

晩ご飯を食べているときの会話です。天国の話なんて私は一度もしていないのにどんどん話すので、とても不思議な気持ちになりました。このときおなかの中にいた第3子は本当に女の子で、びっくりしました。くおんを妊娠中に結婚式を挙げたので、おなかの中から見えたというのも、全部本当の話だと思います。

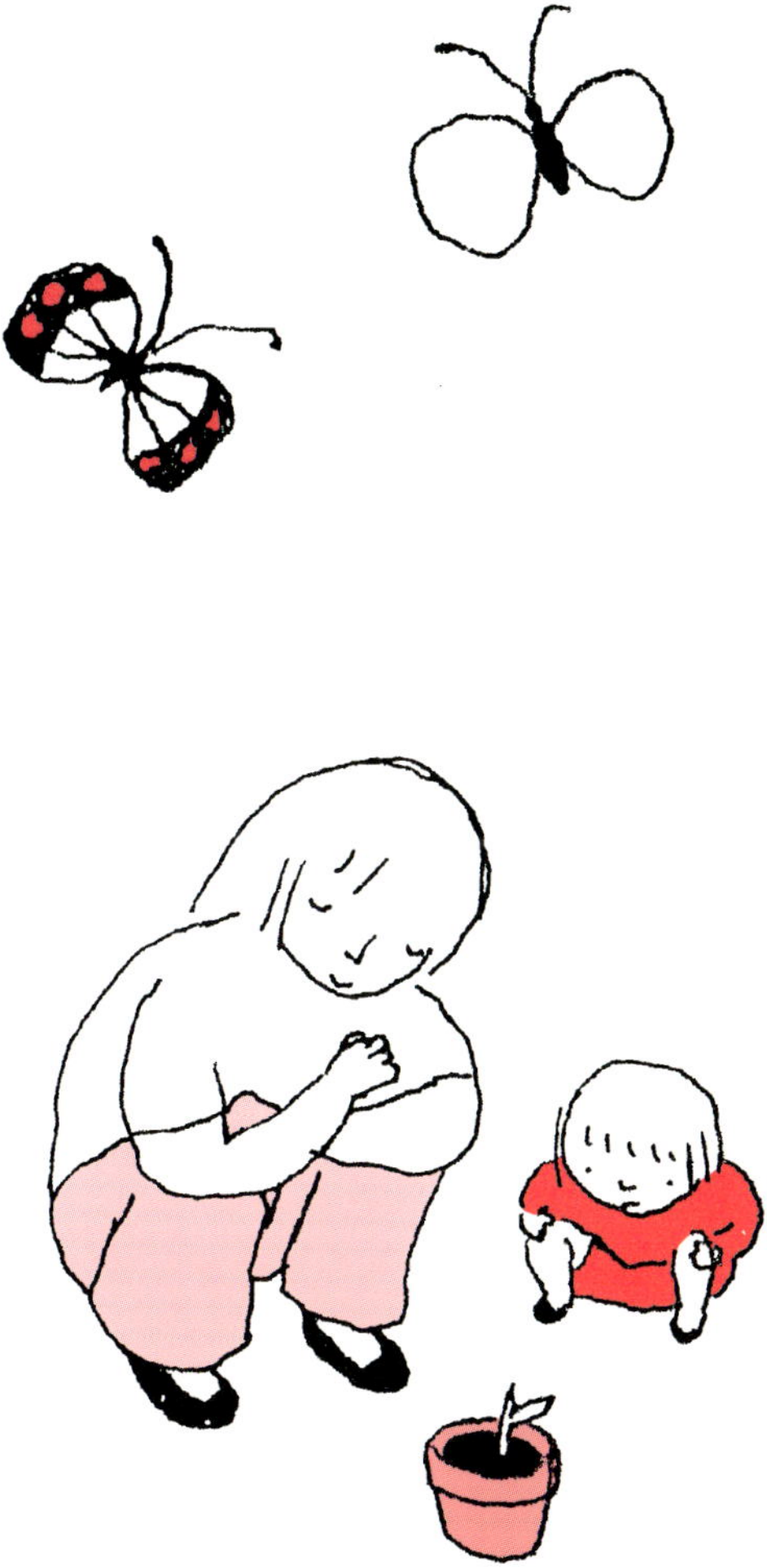

空の上にはこんな小さい子どもがいっぱいいて、
これくらいの大きい人がおせわしてくれてて、
小さい子たちは空の上から見てて
あの家にするっておりていくんだ。
で、ぼくもおかあさんのいるところに決めたんだ。

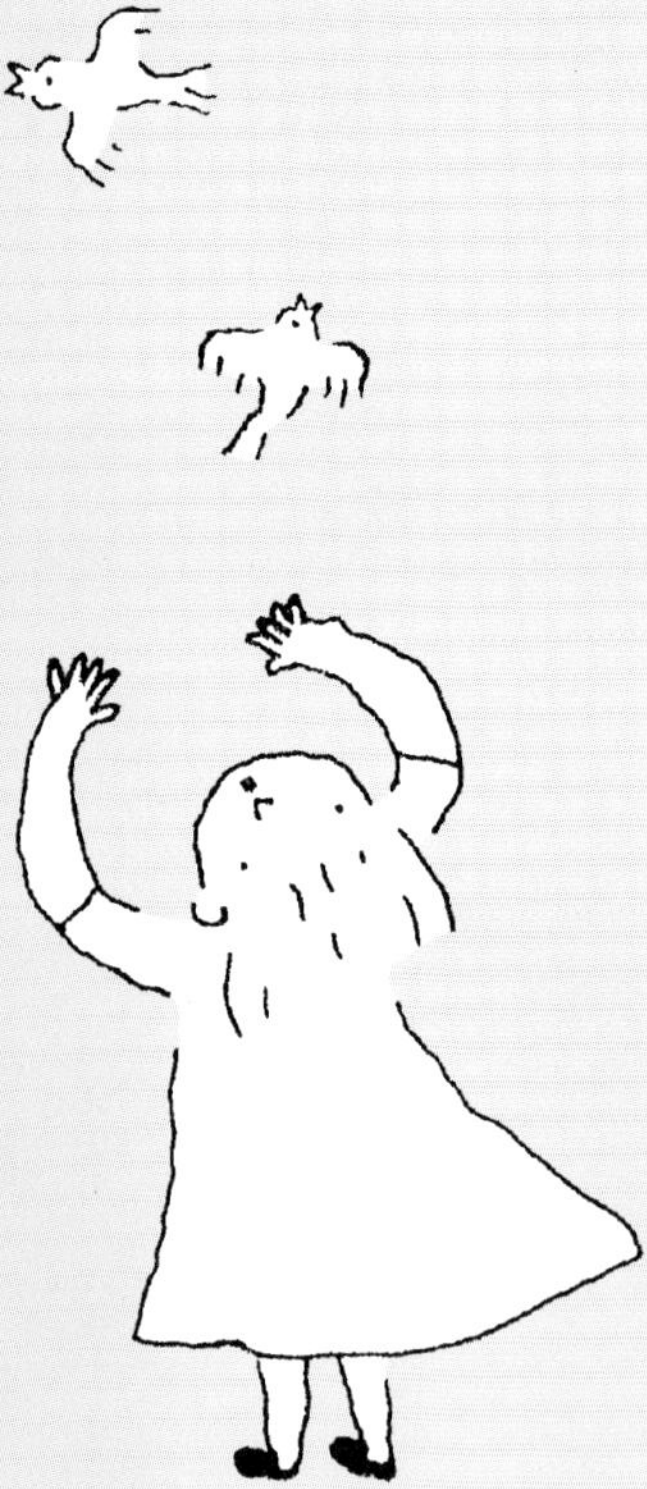

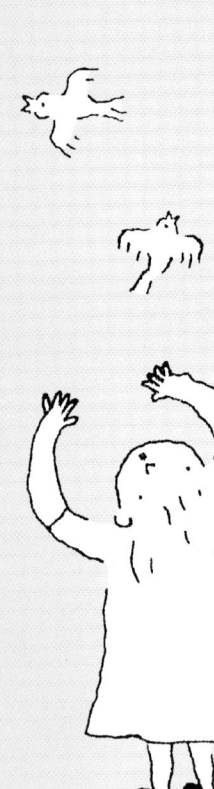

そのときは、なっちゃん（妹）には会えなかったけど、
きっとなっちゃんも
ぼくとおとうさんとおかあさんがいるこのおうちに
決めたからきたんだよ。

まきあつしくん／3歳頃

現在9歳の長男が、3〜6歳頃の言葉です。おなかの中のこと、おなかに来る前のことをじつによく話してくれました。小学校入学を境に、「おぼえていない。そんな話したんだ」と言うようになりました。

（まーちゃん、ママのところに来る前はどんなところにいたの？）
子どもがいっぱいいるところ。
（ほかにどんな人がいた？）
せんせいがいた。
（先生ってどんな人？）
ほいくえんのせんせい。
さかいせんせい（園長先生）がいた。

（どうして、ママとおとうさんのところへ来たの？）
行きたかったからきたんだよ。
（来てくれてありがとう）
どういたしまして。

さとうまさなおくん／3歳頃

妊娠中に一時期、夫との折り合いが悪く、不安な気持ちで過ごしていました。そのせいなのか、おなかの中のことは、「暗かった」「居心地悪かった」「だから早く出てきたの」と言っていました。実際、32週で帝王切開で生まれました。

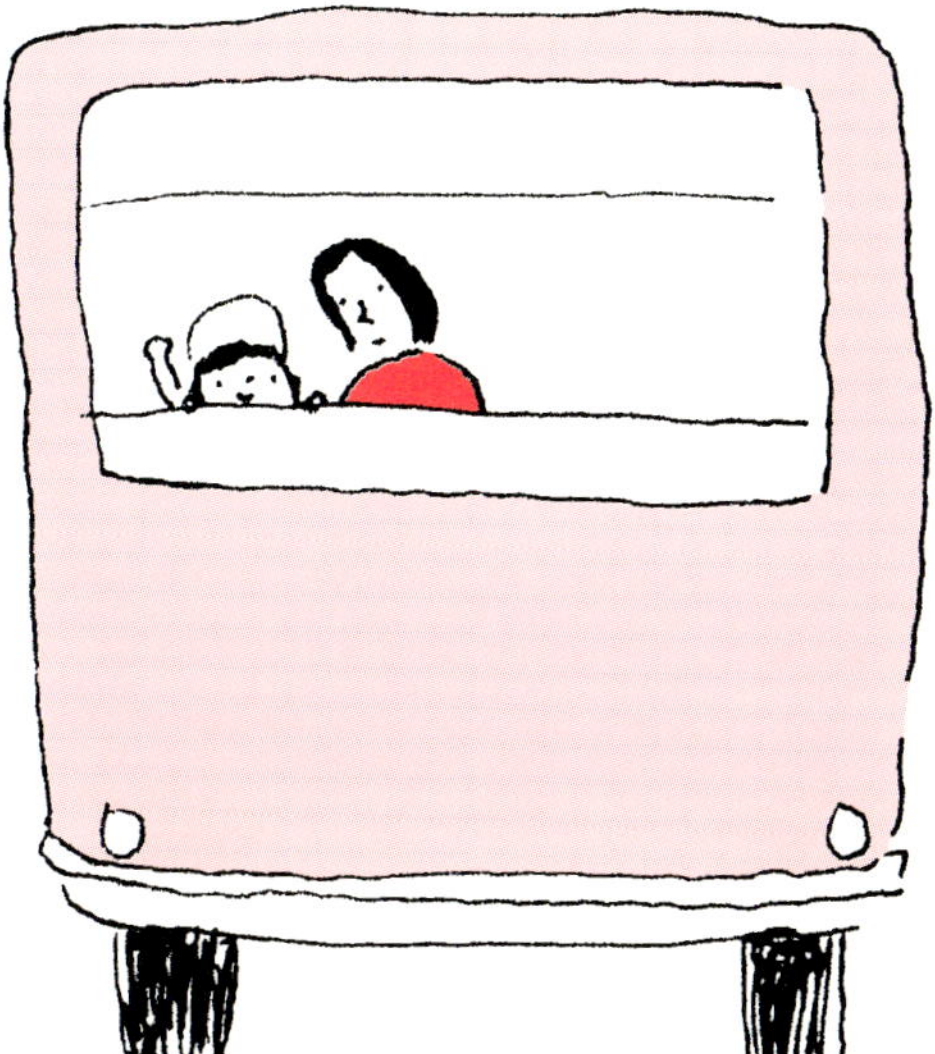

ぼくね、雲の上にいてね、
あー、あそこの家がとってもいいな
おにいちゃんたちがいていいな
行きたいな、と思ってたんだよ。
だからぼく、ここへきたんだよ。
きてよかった。

つちやよしやすくん／2歳半頃

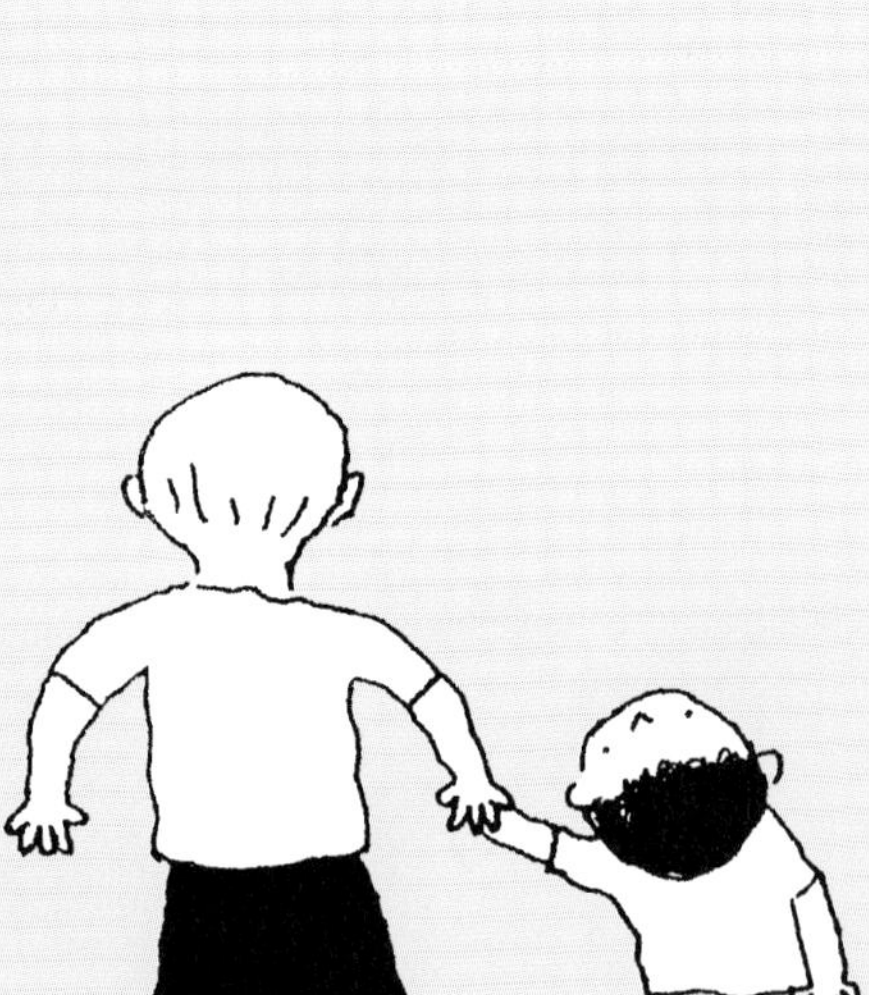

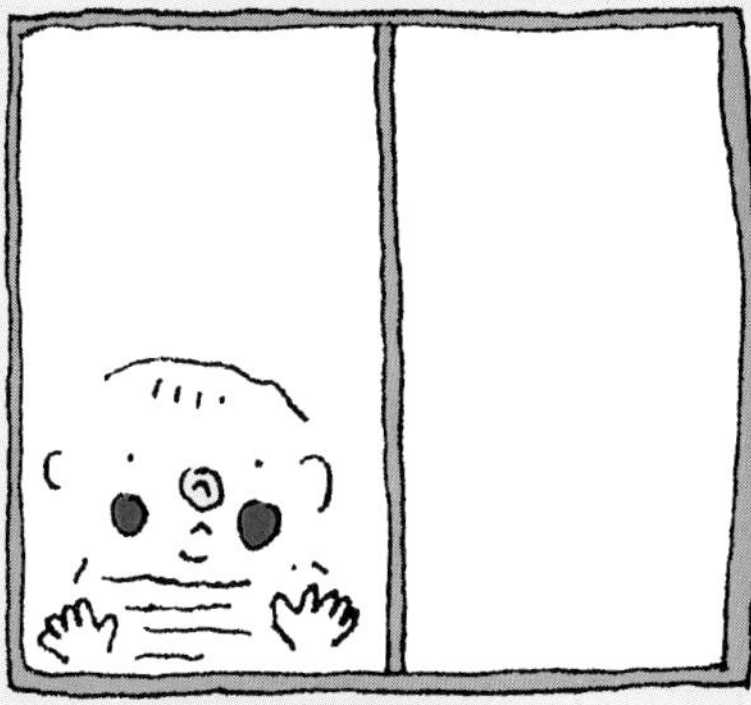

現在23歳の次男が2歳半のときの言葉です。8カ月頃からおしゃべりを始め、よく話す子でした。当時は何のことかよくわからなかったのですが、数年後に胎内記憶のことを知って、「この子が話していたのはこれなんだ」と思いました。

あのね、３人で順番決めてきたの。

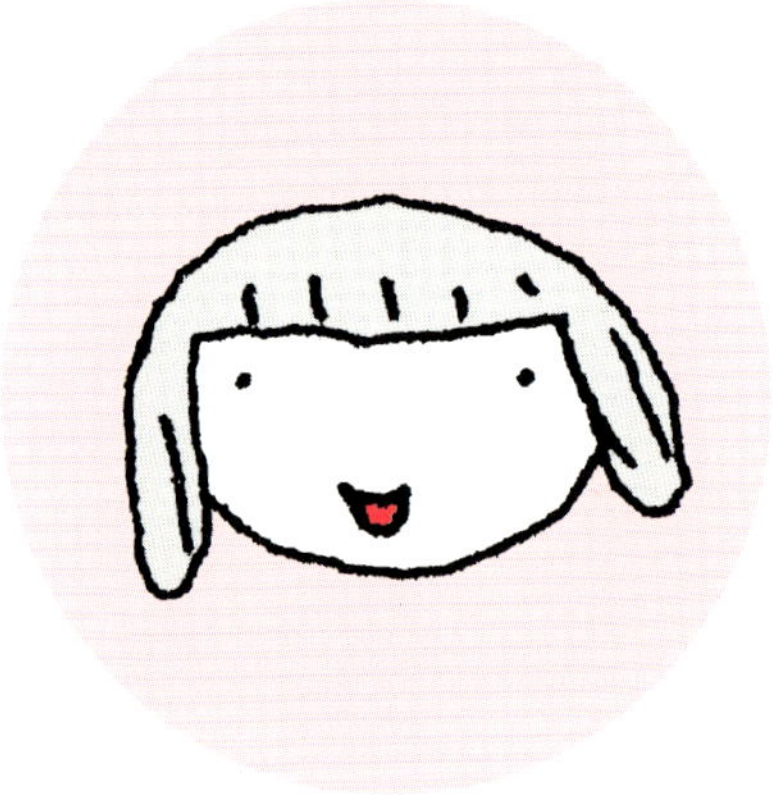

ごほんぎさくらちゃん／3歳頃

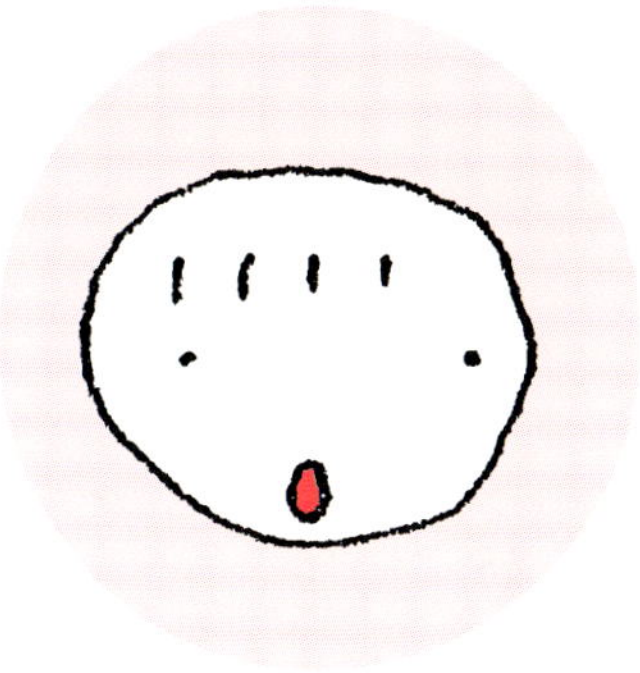

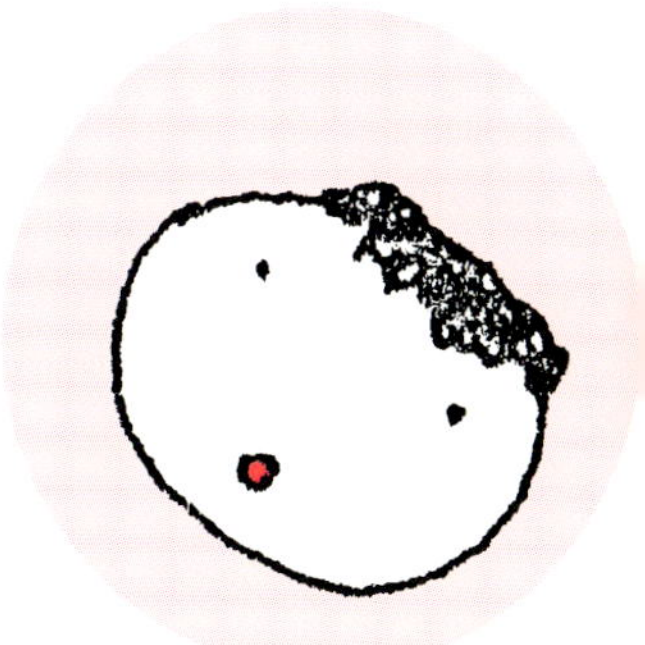

11歳、10歳、8歳、5歳、3歳、1歳と6人の子の母です。これは、11歳の長女が、3番目の子が生まれた頃に言った言葉です。下の子3人はどうしたのかと思いましたが、思い返せば、3番目の子と4番目の子は3年ほどはなれていて、産むべきかとても悩んだのです。でも、生んで本当によかったと今では心から思います。

昨日、お空に行って
わらってる赤ちゃんがいたから、
ママのおなかに入れておいたよ。

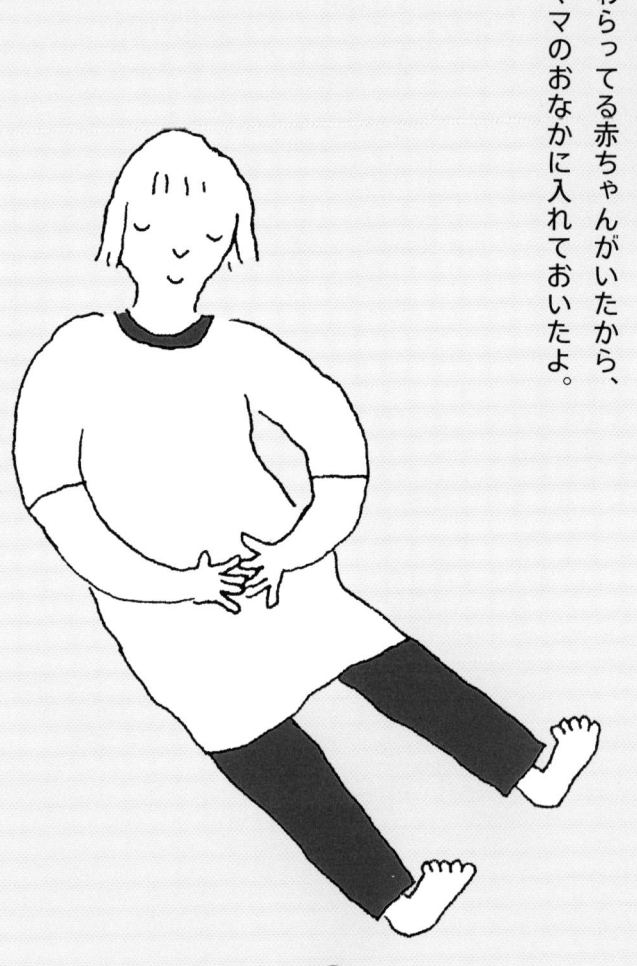

ママ、心配ないよ。
おなかの赤ちゃんは元気だし、
ぼくがいないと、ひとりではお空に帰れないから
だいじょうぶ。

えんどうゆうたくん／3歳

2人目が欲しくて、ゆうたに「お空に行って赤ちゃんをママのおなかに連れて来てほしいな」とお願いしていました。夜になるとときどき挑戦するらしく、「泣いている赤ちゃんしかいなかったから、おなかにはいないよ」と話してくれる日が3カ月くらい続きました。そして、ある朝話してくれた言葉です。本当にその月に妊娠が判明し、ゆうたに何度もありがとうを言いました。

ところが、妊娠2カ月のとき出血が続いて、主治医から「育たないかもしれない」と言われてしまいました。不安でいっぱいの私に言ってくれたのが2番目の言葉です。その後もまもなく、おなかの赤ちゃんが夢に出てきて「心配しないで。元気に生まれてくるよ。笑っているお兄ちゃんが迎えに来てくれたんだ」と話してくれました。

赤ちゃん、どうして行っちゃうの？
（赤ちゃんね、ママのおなかに来てくれたんだけど、
もういなくなっちゃって雲の上に帰っちゃったんだ）
（おなかをじっと見て）まだいるよ。
（えっ、まだいるの？）
まだいるけど、もうすぐ帰っちゃうって。
（がっくんから、また来てねって話してくれる？）
うん。いいよ。
（……言ってくれる？）
もう言ったよ。

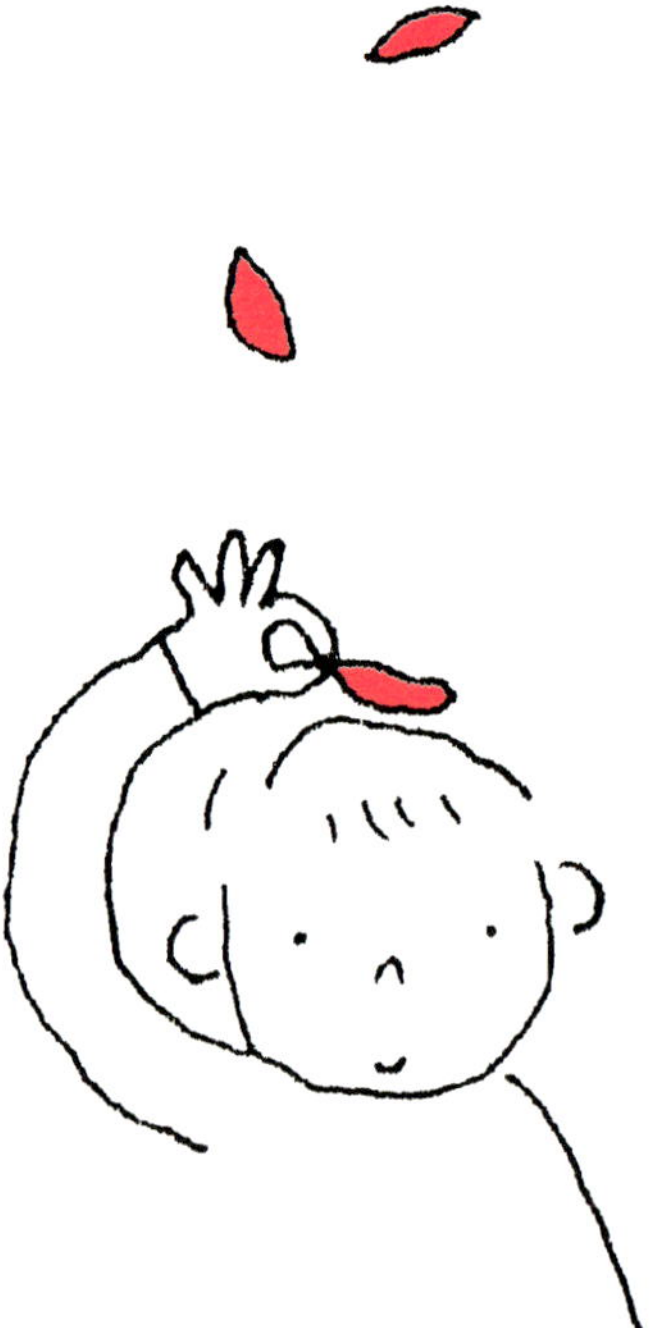

（なんか言ってた？）
ありがとうって。
（本当？　また来てくれるって？）
うん。くるって。
（いつごろかなー）
うーん、あったたくなって、チューリップさいてー
またくるよ。
赤ちゃん、おんなのこ。

もちづきがくとくん／2歳10カ月頃

2ミリで胎児心拍がなくなるけい留流産でした。1時間泣いて帰宅した私と息子との会話です。驚きましたが、同時に肩の力がスーッと抜けていくような穏やかな気持ちになりました。

（ママのおなかにいたときのこと、おぼえてる？）
……うん。
（どんな感じだったの？）
……冷蔵庫みたい。
（寒かったの？）
ううん、あったかかった。
（ママのおなかの中でじっとしてたの？）
……おにいちゃんとおねえちゃんと遊んでた。
（へえー。ルイくん（いとこ・6歳）くらいのおにいちゃん？）
ううん、もっと大きいおにいちゃん。
おねえちゃんはルイくんくらいだった。

（冷蔵庫の中のおにいちゃん、雲の上に帰してあげようね）
いやだ！
ゆりかも雲の上に行く。
（ママさびしいから、ゆりかは行かないで）
うんわかった。
（おなかに向かって）おにいちゃん、
雲の上帰ってねえ。
しんぱいしなくてだいじょぶよう。

とりごえゆりかちゃん／3歳

結婚15年目にして授かった娘の言葉です。じつは、結婚した年と11年目にも妊娠したのですが、どちらも1、2カ月で流産してしまいました。娘はこの世に出てくることのなかった2人のきょうだいとおなかの中で遊んでいたのでしょうか。

生まれる前は、目に見えない玉みたいなので、
星のない宇宙のようなところを、ぴょんぴょんはねて遊んでいた。
うれしくも悲しくもない気持ち。

そこから、いつのまにかイトミミズみたいなのになって、
それはものすごくたくさんいて、肩とかにバシバシあたる。
でも、最後はぼく1匹だけ。

そしてある日とつぜん、体がどんどんふえはじめた。
1日1日すごいいきおいでふえていく。

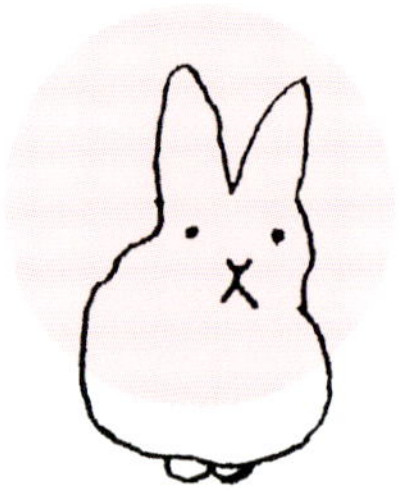

最初はめだかのような、ぶたの赤ちゃんみたいで、
まぶたがやたらぶあつい。
そのうちまぶたがうすくなって、それからは外の光がわかるようになった。
ゆびができたら、よく手や足のゆびをすって遊んだり、
くるくるちゅうがえりして遊んだ。

おなかの中は赤紫のスライムのかたいみたいな、つぼのようなとこで、
ザーザーとなにかが流れる音とドクドクと音がしている。
中はぶよぶよで、なまぬるい水が入ってる。
ぼくはまるまっていて、
ママのおなかとおへそから出ている線でつながっている。

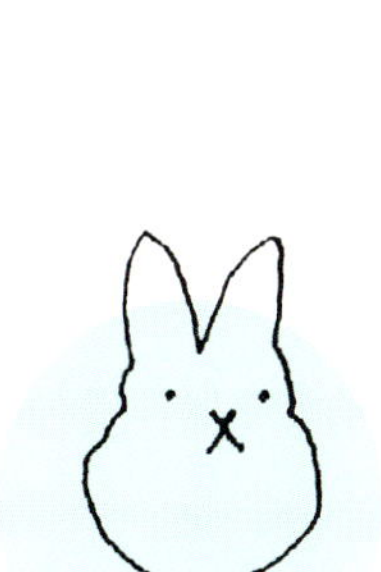

体がいちばん大きくなったときに、とつぜん、
ママのおなかが動きだしておしだされた。
出口がこのくらいの大きさになったとき、
ふしぎのトンネルに入っていった。
ふしぎのトンネルはかってに動いてぼくをおしだす。
トンネルの中はすじすじがいっぱいで、
これが肩にひっかかって時間がかかる。ちょっときつくて苦しい。

最初はおしだしてくれたのに、
最後は自分の力で出ないといけないのがたいへんだった。
息はぜんぜん苦しくない。
出口近くになると、まくがうすくなって、外がすけて見える感じ。

頭が出はじめたら目がだいぶあけるようになって、
外に出たら完全に目があいた。
泣きたくもないのに、自然に体が泣きはじめて、
そしたら目つぶっちゃった。

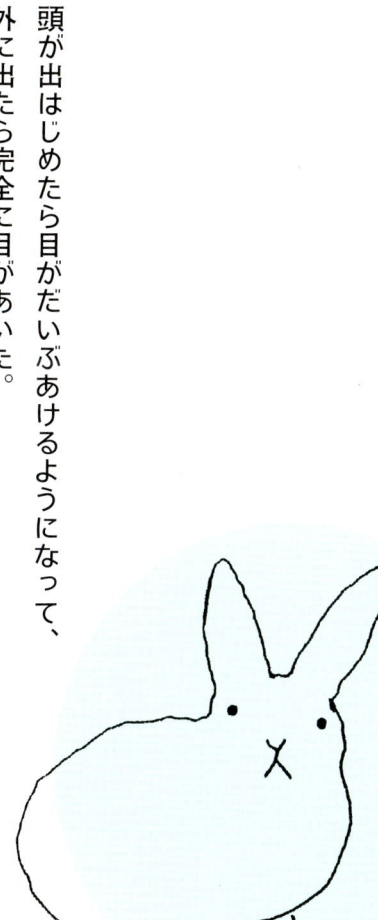

やまもといっすいくん／7歳

このようなことを3歳頃から話しはじめ、6歳のときには絵も描き、7歳になったばかりの頃にいちばん詳細に話してくれました。9歳になった今は3割くらいしか覚えていないようです。

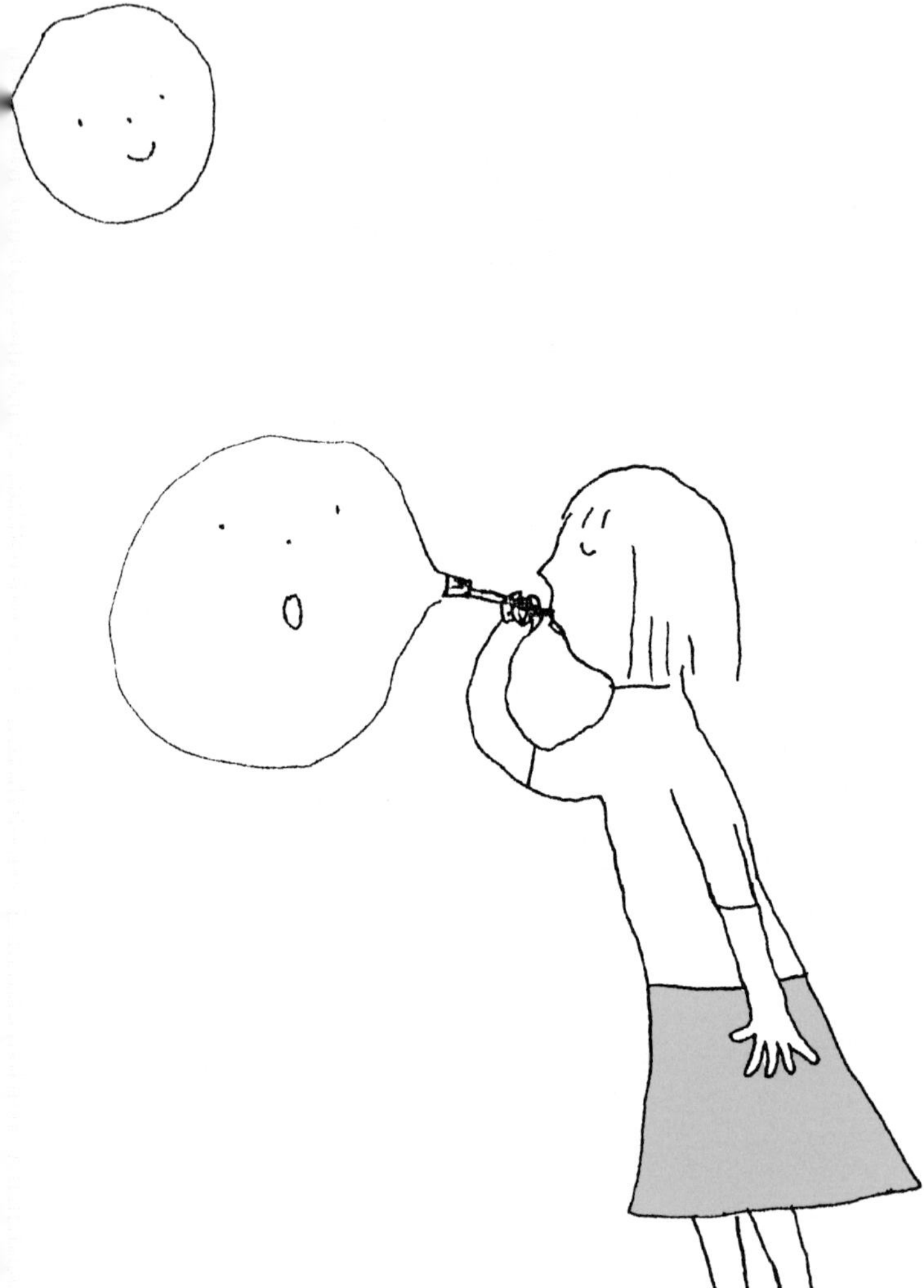

生まれる前、雲みたいなところにいたのをおぼえている。
光があたり、
ピンク、緑、白色の色の混じったボールに乗っている感じだった。
ふわふわしていて気持ちがよかった。
友だちといっしょにいると、
大王のような人に「誰がいい？」と聞かれ、
お母さんを選んだ。
友だちは遠いところのお母さんを選んだ。
お母さんのおなかにおりてくるとき
何人かの友だちと一緒だったが、
ひとりの友だちは「疲れたから帰る」と言って、帰っていった。
その子は、また同じお母さんのところに行くと言っていた。

新井由希子さん／20歳

私は自分の胎内記憶をもっています。
小さい頃からずっとおぼえているのです。

そこはとにかく居心地のいいところでした。暗かったです。
気持ちよく眠っていると、「そろそろ行く時間だよ。起きて」と
どこからともなく声がしました。
でも、私はあまりにも眠くて、「まだもう少し待って」と言って、
また眠ってしまいました。
次の記憶は、せっかく眠っていたのに、背中から引っ張られて、
まぶしくて寒いところに出されたというものです。
小学校高学年になって、自分が帝王切開で生まれたことを知りました。
予定日より2週間遅れたそうです。

生まれてから1歳までの記憶もありますし、

生まれる前のこともおぼえています。


そこは一面のお花畑でした。

暑くも寒くもなく、おなかもすかず、時間がゆっくり流れて、とてものんびりしたところ。でもとても退屈でした。

井戸のようなトンネルがあって、そこに入ると人間界に行くことができます。

死ぬとまた戻ってきます。井戸に入るのは自由ですが、人間界に行くのは修行に行くものと考えられています。

楽しいこともありますけど、苦労もしますからね。

穴を落ちていく途中で、それまでの記憶は消されることになっています。

でも私は、「記憶を消さないで」と願いました。

そういうことを願ったということをなぜかずっとおぼえているのです。

鱒渕紀子さん／40歳

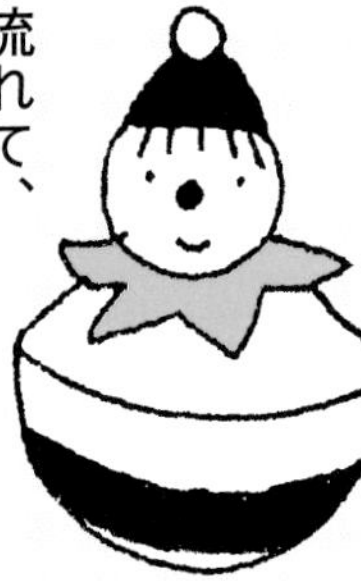

おわりに

前著『おぼえているよ。ママのおなかにいたときのこと』は、２０００年に行った胎内記憶に関するアンケート調査をもとにした本でした。

その調査では、なんと胎内記憶が「ある」子は53%、生まれたときの記憶がある子は41%にもなることがわかり、その数値の高さに私はとても驚いたのです。

しかし、この調査の母数は79人とやや少ないものでした。実際はもっとたくさんの方にアンケート用紙をお渡ししたのですが、回収できたのがこの数だったのです。

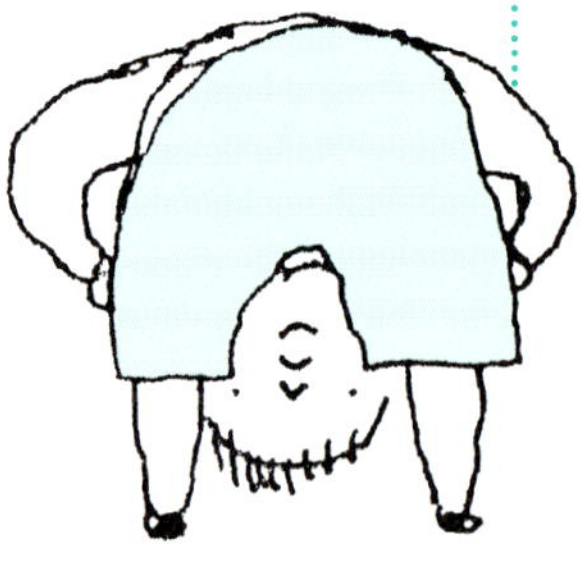

53%は本当だろうか、実際のところはどうなのだろうか――。それを確かめるために、千人ぐらいの規模で調査をしてみたいと思うようになりました。千人規模でご協力いただけるところがなかなかみつからず苦労したのですが、2002年8月、長野県諏訪市の18とその他2つの保育園・幼稚園に通園中の親ごさん1773名がご協力くださることになりました。

2000年の調査のときには、「胎内記憶」といっても一部の人しか知らず、一般の方はまだ「?」という感じでした。ところが、ここ数年で状況はだいぶ変化しました。一般の方々のあいだにも「胎内記憶」という考え方が浸透してきたのです。

1773名のうち、回収できたのは838名(回収率47%)でした。そのうち、胎内記憶が「ある」は34%(288名)、生まれたときの記憶が「ある」は24%(197名)になったのです。

さらに念には念を入れ、2003年12月に同じ長野県の塩尻市19の保育園通園中の親ごさん1828名(うち回収できたのは782名、回収率43%)にも協力していただきました。

このときは、胎内記憶が「ある」は31％（243名）、生まれたときの記憶が「ある」は18％（137名）でした。

5割まではいかないまでも、3割の子どもには記憶があることが明らかになったのです。

ここまできてようやく、ああやっぱり赤ちゃんは、おなかの中にいるときにすでにいろいろなことがわかっているのだ、そして生まれてからもそれを覚えているのだ、と確信したというわけです。

塩尻市の調査では、さらにいくつかの細かい質問にもお答えいただきました。まず、胎内記憶が「ある」と答えてくれた子どもたちのうち、「自分からしゃべった」という子は20人と少なく、「聞いたら答えた」という子が223人と圧倒的でした。

そういえば、最近こんな話を聞きました。

ある幼稚園で、『おぼえているよ。…』を子どもたちに読み聞かせてくださっているそうですが、読み聞かせが終わると、子どもたちの口から、「ぼくもねえ…」「わたしも…」と、ごく普通の会話をするかのように、胎内記憶が語られ始めるのだとか。

あえて話す必要がなかったり、聞かれないから言わなかっただけで、もっと多くの子どもたちが、当たり前のように記憶をもっているのかもしれないなあとも思います。

記憶を話す時期というのも、だいたいの傾向が出ています。言葉が出始める1歳過ぎあたりから始まって、2歳から4歳のあいだにピークを迎え、5歳を過ぎると急速に減っていくのです。

実際、「2、3歳頃には何度もくり返し話してくれたのに、4歳を過ぎた今は、そんな話をしたことさえ忘れています」というような話を何人もの方がされています。

ところが、その時期を過ぎてもずっと覚えている子もいるのです。この調査では、ご両親の記憶の有無についても聞いたのですが、1399の回答が寄せられたうち、16名(1%)が「ある」とのことでした。講演会などで挙手していただいても、だいたい100人のうち1人は記憶がある方がいらっしゃるので、そのぐらいの割合で大人も記憶をもっているのだろうと実感しています。

私は、こうした「胎内記憶」「誕生の記憶」「おなかに入る前の記憶」から考えられることは何だろう、ここから何が読みとれるのだろう、そして、産科医として何ができるのだろう、ということを考えています。

まだもやもやした段階ではありますが、おそらく次の三つのことはいえるのではないかと思っています。

①子どもの選択で両親は選ばれる

②子どもは両親（特に母親）を助けるために生まれてくる

③子どもは自分の人生の目的を達成するために生まれてくる

①については、この本でご紹介した子どもたちの言葉が示してくれています。ただ、この本でご紹介したのは、おもに「ママとパパを自分で選んだ」子どもたちですが、だれかほかの人に「選んでもらうことを選ぶ」場合もあるようです。

②については、私自身が親として日々実感していることでもあるのですが、

そういうことをはっきりと言う子どももいます。

本文にも登場していただいたくおんくん（22ページ）は、5歳のときに、「おなかにおるときな、お母さん、せきばっかりしとって、やばいなと思った。だから、おなかの中でいっしょうけんめいそうじしとったん」と言ったそうです。「そうじ」というのは、お母さんの暗い気持ちや疲れ、悪い食べ物をお母さんの体から取り除いてきれいにすること、だとか。

「おなかの中でそうじしていた」とか、おなかの中にいる赤ちゃんを外から見て「今、おそうじしてるよ」と言ったという話は何度か聞いたことがありますが、こういうことだったんですね。

また、はっきり「お母さんに笑ってほしくて生まれてきた」とか、「お母さんを助けにきた」などと話す子どももたちもいます。

そして③。こういうことをはっきりと教えてくれる子どもたちはまだ少ないのですが、どうもそんな気がしています。

「女優になるためにきた」と言うりなちゃん（14ページ）や、「生まれる前の世界は居心地はいいが、チャレンジする気持ちや冒険心は満たされない。いろいろな経験をするためにこの世界に来た」と話す鱒渕さん（46ページ）の言葉からもそのことが伺えます。

子どもは子ども自身の目的をもって生まれてきます。親にも親自身の生きる目的があります。子どもがもって生まれてきた目的を達することができるように手助けしてあげるとともに、親も親自身の目的のために、しっかり前を向いて生きていくべきであろうと思います。

胎内記憶・誕生記憶、おなかに入る前の記憶は、私にじつに多くのことを改めて気づかせてくれました。

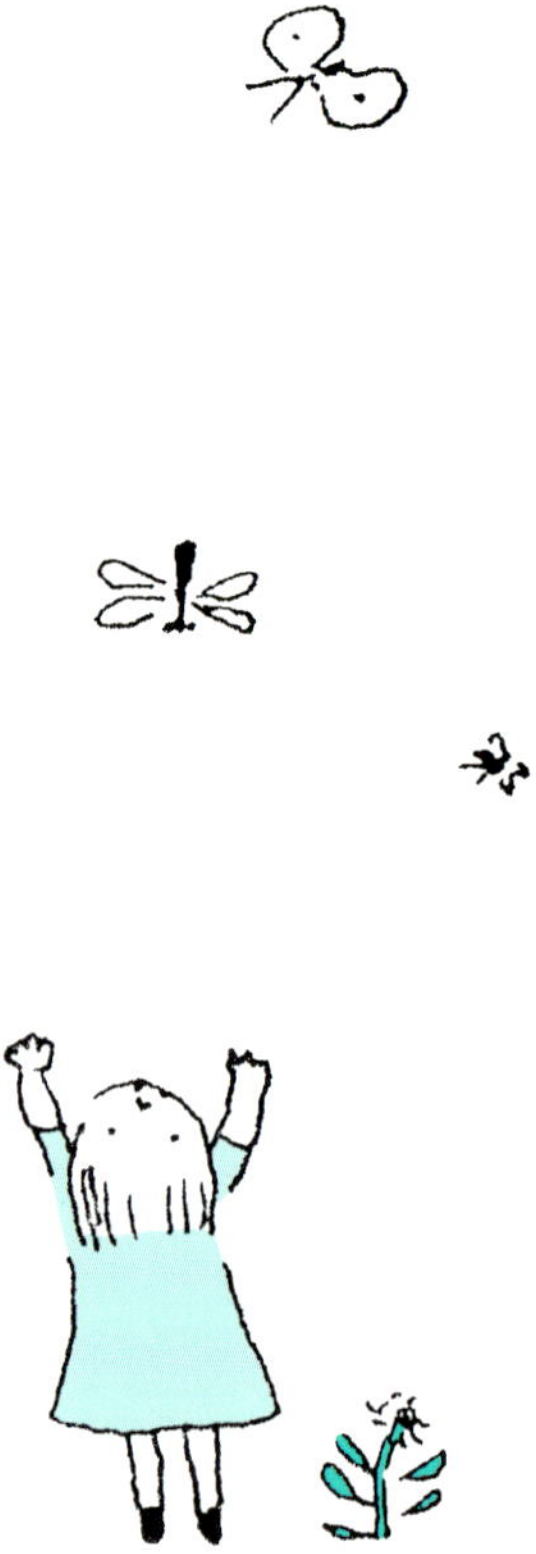

ママのおなかをえらんできたよ

Printed in Japan

著者　池川　明

発行　株式会社リヨン社
〒101-0061 東京都千代田区三崎町2-18-2
電話 03（3511）8855
FAX 03（3511）8856
振替 00100-9-54728

発売　株式会社二見書房

印刷　図書印刷

製本　ナショナル製本

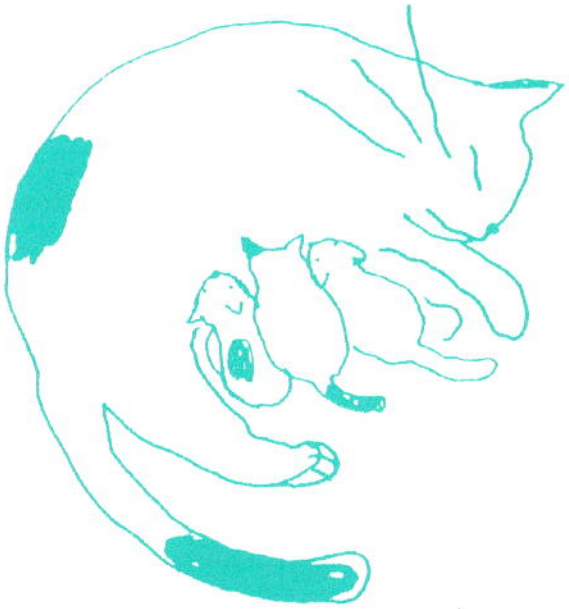

ISBN4-576-04207-6
編集担当　渡辺純子